# MÉCANOTHÉRAPIE

## ET

## DÉVIATIONS

## DU

# Rachis


PAR

## Gabriel BIDOU

Ex-Interne de l'Institut Orthopédique de Berck,
Directeur du Service de Mécanothérapie.


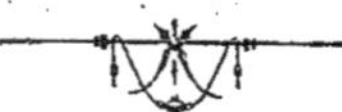

PARIS

INSTITUT INTERNATIONAL DE BIBLIOGRAPHIE SCIENTIFIQUE

93, Boulevard Saint-Germain, VI.

—

1903


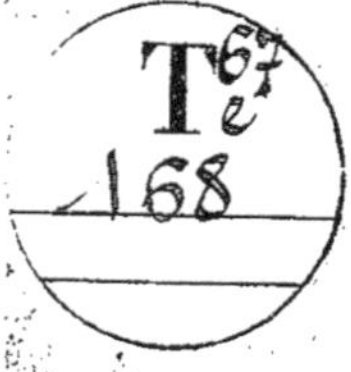

G. BIDOU

# Mécanothérapie

ET

# Déviations du Rachis

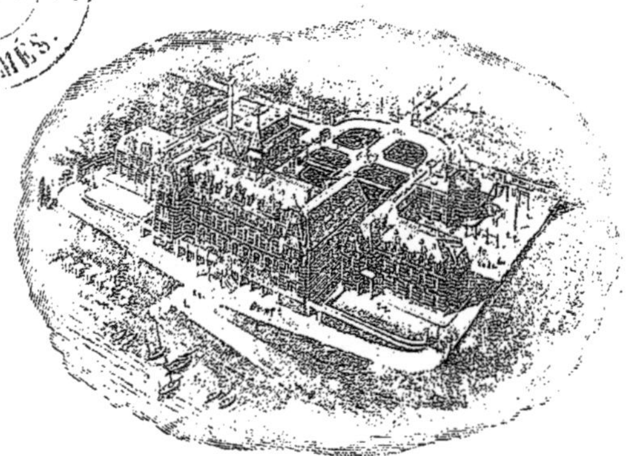

INSTITUT ORTHOPÉDIQUE DE BERCK
(ou Institut Saint-François de Sales)

PARIS

IMPRIMERIE DE L'INSTITUT DE BIBLIOGRAPHIE SCIENTIFIQUE

93, BOULEVARD SAINT-GERMAIN, VIᵉ

1903

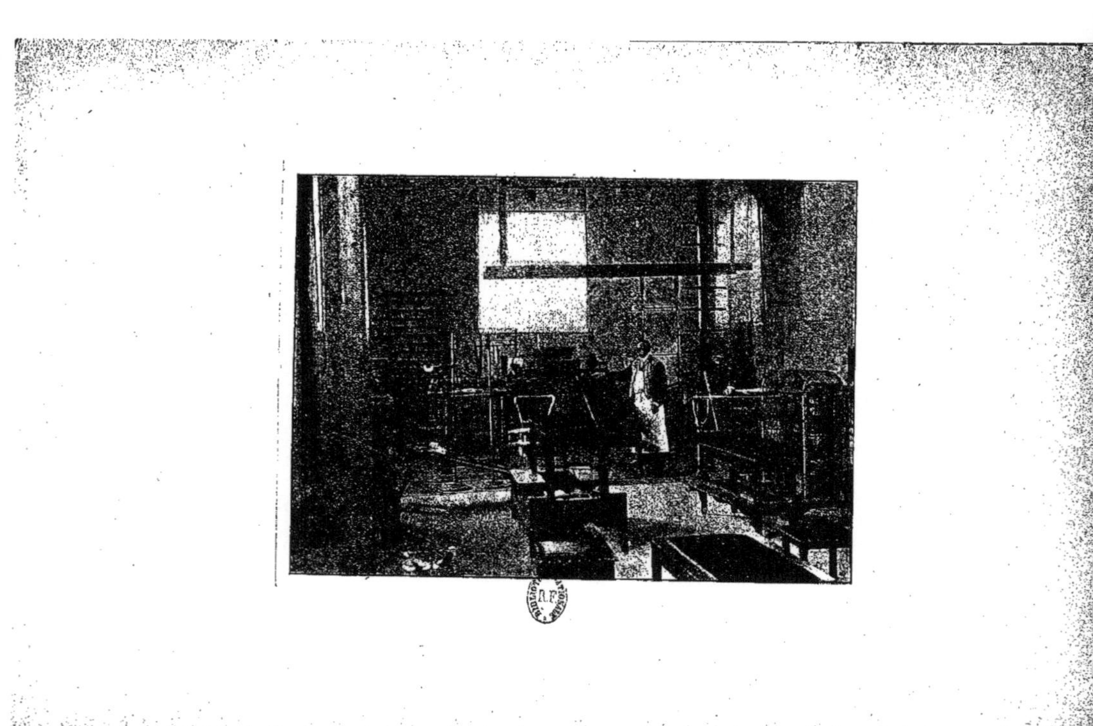

# CHAPITRE PREMIER

---

# Mécanothérapie.

La Mécanothérapie n'est pas une science neuve. C'est une science ancienne, au contraire, que nos pères avaient abandonnée et que nous reprenons de nos jours.

L'énergie avec laquelle sa résurrection s'opère, s'explique, si l'on songe qu'elle constitue la seule méthode rationnelle de traitement des difformités et déviations du rachis.

Pour retrouver les premiers essais, il faut remonter assez loin, sans qu'il soit nécessaire pour cela d'aller se noyer au déluge. On raconte, en effet, qu'Hippocrate attachait ses malades atteints de gibbosités sur une échelle et les précipitait du haut d'un toit dans le vide, tantôt les pieds en avant, tantôt au contraire, la tête la première suivant le siège de la difformité. En arrivant à terre, l'échelle rendait une secousse des plus violentes au pauvre malade, ce qui devait guérir sa déviation. Il est vrai, dit l'auteur qui rapporte ce fait, que « les guérisons étaient rares ».

Nous avons adouci nos mœurs et nos traitements, mais, à part quelques exceptions, les scolioses guéries, par exemple, se comptent aussi. Si nous mettons à part quelques Instituts de mécanothérapie dont la plupart sont à l'étranger et où l'on soigne ce genre de maladies, nous voyons qu'il n'y a pas de proportion entre le nombre de ceux que l'on soigne et celui des abandonnés que l'on rencontre en masse dans toutes les clientèles. Cette sorte de négligence n'est pas à blâmer, elle est à plaindre. Les médecins ne sont pas coupables et les parents non plus, car il faut savoir que rien n'est difficile à entreprendre, et surtout à mener à bonne fin, comme le traitement d'une déviation.

*Des difficultés que l'on rencontre dans le traitement des déviations*. — Les médecins des grandes villes doivent s'incliner devant ces traitements longs et pénibles qui obligent le malade à s'abstenir des obligations mondaines ou professionnelles. Un spécialiste de nos amis qui habite une grande ville, nous disait, il y a quelque temps, qu'il entreprenait à regret le traitement d'une déviation. « Mes malades, nous disait-il, m'accordent difficilement une demi-heure tous les deux jours, et encore, pour venir jusque chez moi, doivent-ils faire de longues courses qu'ils ont la perspective de recommencer le surlendemain. » Et si nous supposons que ces malades affrontent courageusement les ennuis d'une chevauchée dans les grandes villes, croyez-vous qu'il leur soit possible, tout en gardant leur secret, et en continuant en apparence, du moins, leur vie, d'abandonner complètement leurs leçons de piano, les soirées, la danse, la bicyclette, l'équitation même, en un mot, toutes leurs distractions. Que diraient-ils s'il leur fallait encore garder l'immobilité sur des plans inclinés, pendant des heures entières, en dehors de leurs séances médicales ?

Quant aux médecins des petites villes, le nombre trop restreint des malades de cette espèce ne leur permet pas d'ouvrir pour eux un Institut de Mécanothérapie. Ils sont dans l'impossibilité matérielle de recruter un nombre suffisant de malades qui puisse leur permettre de délaisser toute autre clientèle. Or, notre spécialité est trop envahissante pour nous laisser soigner d'autres genres de maladies. Cependant quelques chirurgiens ont voulu mener de front leur clientèle ordinaire et celle toute spéciale que constituent les malades atteints de déviations du rachis. Ils ont dû pour cela s'adjoindre un grand nombre d'aides salariés, hommes ou femmes, plus ou moins habiles, qui exécutent passivement la consigne donnée. Nous nous rappelons, à l'appui de ce dire, un trait bien caractéristique qui montre que les « aides » sont faits pour « aider » et non pour « remplacer ».

En visitant dernièrement une salle d'exercices médicaux, nous demandions à un des aides, si la scoliose de l'enfant qu'il avait entre les mains, était dorsale ou lombaire, droite ou gauche. Sans hésiter un seul instant, l'aide s'en fut regarder la feuille d'observation du malade et vint nous rendre la réponse. Et nous aurons tout dit quand on saura que le médecin-directeur de cette salle y faisait acte de présence quelques minutes toutes les deux heures ! forcé qu'il était de consacrer tout le reste de son temps à sa clientèle privée.

Les parents, de leur côté, ne peuvent pas toujours sacrifier le temps nécessaire au traitement long d'une scoliose parce que leurs autres enfants, leurs occupations, leurs affaires les réclament aussi. Il est souvent difficile de faire face à toutes les obligations de la vie.

*On ne peut soigner les déviations que dans un Institut.* — La nécessité de monter des maisons auxquelles seraient annexées des cliniques chirurgicales et un Institut de Mécanothérapie et de Thalassothérapie s'impose donc.

Des médecins spéciaux et spécialistes en chaque branche s'adonneraient au genre de maladies dont nous parlons : déviations (scoliose, cyphose, lordose), ankyloses, raideurs articulaires, luxations, pieds bots, etc.

Les parents pourraient venir s'y installer avec leurs enfants, s'exilant ainsi des exigences de la vie mondaine ou de leur position. Pour ceux-mêmes qui devaient renoncer autrefois à ces traitements, dans l'impossibilité où ils étaient d'abandonner leur intérieur pour suivre l'enfant malade, il y aurait des personnes sûres, religieuses ou infirmières, auxquelles les enfants seraient confiés. Il faudrait un air pur, des bâtiments sains.

## L'Institut Orthopédique de Berck-sur-Mer

### ET LE SERVICE DE MÉCANOTHÉRAPIE ET DE THALASSOTHÉRAPIE.

Devant ces desiderata et pour y répondre, nous avons construit, à Berck-sur-Mer, un Institut orthopédique.

Placé sur la dune, si près de la mer qu'elle y vient briser ses flots, l'Institut domine toute cette plage si saine et si merveilleusement aménagée pour le bien-être des enfants. On y a réuni, en dehors des conditions de salubrité des plus méticuleuses, tout le confort qu'il soit possible de désirer pour des malades. Ils trouvent sans sortir de la propriété, sans se fatiguer, l'air marin, les douches, les bains de mer chauds, une hygiène générale parfaite et une alimentation spéciale. Un règlement, prescrit par le Médecin-Directeur du service de Mécanothérapie, pour les malades qui en dépendent, leur indique ce qu'ils doivent faire en dehors de leurs séances ; car il ne suffit pas de passer consciencieusement tous les jours deux ou trois heures dans la salle des manœuvres, de faire très exactement les exercices et de subir sans résistance les mouvements auxquels ils sont soumis, les malades doivent encore vivre d'une vie toute spéciale. Nous leur recommandons 5 ou 6 heures par jour d'extension ou de repos allongé avec très légère suspension sur un plan incliné, ce qui n'empêche pas les enfants de lire, d'écrire même et de causer avec leurs petits camarades. Ils ne se lèvent que pour venir dans notre service.

La séance du matin commence à huit heures et dure de 1 heure à 1 heure et demie. Après cette séance, les enfants retrouvent leurs plans inclinés ou le sable de la plage où ils s'étendent jusqu'à l'heure du déjeuner.

Une alimentation très fortifiante, presque une suralimentation leur est donnée. Nous précisons ce point qui est d'une importance capitale, comme nous le verrons un peu plus loin.

Le commencement de l'après-midi se passe toujours étendu jusqu'à quatre heures. A ce moment, les malades retournent dans le service de Mécanothérapie pour une séance de deux heures.

*La Balnéothérapie.* — Nous avons adjoint également à l'Institut un service de Balnéothérapie où l'on trouve tout ce qu'il est possible de souhaiter dans ce genre de médication. Aussi, complétons-nous souvent notre traitement par des bains de mer chauds, si fortifiants, donnés par séries de 21. Dans d'autres cas, d'après le tempérament des malades, les douches sont préférables. C'est également un médecin qui se trouve à la tête de ce service.

Et quand nous jugeons les massages bons pour la conduite du traitement nous les faisons nous-mêmes, ne voulant pas confier à d'autres ces massages très spéciaux qui doivent être exactement localisés.

De cette façon les enfants ne sont pas abandonnés un instant. A ce régime, l'amélioration de leur organisme ne tarde pas.

# De l'Alimentation.

*De l'alimentation chez nos malades.* — Nous insistons beaucoup sur la nutrition musculaire et osseuse de nos malades parce qu'il ne faut pas oublier que la scoliose, comme nous le verrons dans le courant de ce manuel, naît d'un défaut de nutrition.

L'amélioration générale de l'organisme sera donc pour nous l'indication certaine de l'amélioration locale. Ceci du reste est aisé à comprendre, car les déviations naissent toujours ou presque toujours de l'anémie ou du rachitisme, autrement dit d'un état d'infériorité de l'organisme. Et de même qu'une coxalgie ou qu'un mal de Pott arrête ses ravages dès que le tempérament de l'enfant se remonte, de même, au fur et à mesure que le malade se fortifie nous le voyons plus souple et plus courageux. Les manœuvres médicales deviennent plus faciles, les exercices sont exécutés avec plus de perfection.

Et, puisque nous parlons de la nutrition générale de l'organisme, voyons un peu en détail les soins à prendre au sujet de l'alimentation de nos malades.

D'abord, il faut que l'estomac, ou plutôt l'appareil digestif des scoliotiques, soit très surveillé, cela dans le double but de ne pas le fatiguer et de s'assurer de son bon fonctionnement.

La scoliose, arrivée au degré extrême, peut gêner les organes splanchniques, au point même de les déplacer. Il peut se produire des compressions, pour les poumons, par exemple, cette compression d'un organe peut retentir sur son voisin ; d'autre part, les enfants scoliotiques sortant peu et donnant cependant une grande somme de travail, ont habituellement peu d'appétit. Il faudra donc exciter ces estomacs paresseux. L'air vif de la mer, les bains fortifiants devront y contribuer. Il est indispensable que l'enfant augmente sa constitution musculaire, à fortiori, ne doit-il pas vivre sur ses réserves.

Pour plus de clarté, comparons le corps à une machine en travail. Pour fonctionner, la machine animale use. Ses déchets sont rejetés et ses pertes compensées par les matériaux qui lui viennent du dehors. Pour alimenter cette machine que nous faisons travailler beaucoup, dans le cas particulier, par toutes nos manœuvres, il faut une force considérable. Elle est donnée par les aliments organiques et leur combustion dans nos tissus.

*Ration d'Entretien.* — Quand les pertes de l'organisme sont couvertes par la somme nécessaire de matériaux et d'énergie ; l'organisme est, dit-on, en « État d'Entretien ». Et la somme de matériaux et d'énergie qui maintient cet état se nomme « Ration d'Entretien ». Chez les « bien portants », il suffit de trouver cette ration ; mais chez les malades et surtout chez ceux dont il faut régénérer le système musculaire comme chez les scoliotiques, cette ration n'est plus suffisante. Il faut une suralimentation, une surration si vous voulez.

Cependant, à l'inverse de ses homonymes, la machine humaine dépense toujours, même sans travailler. Un homme de tel poids use telle somme de matériaux ; ceci est fixe, que cet homme soit en état d'inanition ou pas. Et si l'alimentation est insuffisante, en d'autres termes, si le malade ne prend pas au monde extérieur, aux aliments, la dose qui lui est demandée par son être pour vivre, il la prendra à son propre organisme, à ses muscles et à sa graisse, jusqu'à ce qu'il ait satisfait aux exigences de la machine. Il résulte de ceci que l'alimentation de l'enfant doit être l'objet d'une attention très spéciale. Il serait impossible, en effet, d'espérer un résultat heureux dans le traitement de la scoliose qui est, nous le répétons, une maladie due à un défaut de nutrition générale, si l'organisme de ces malades, devait donner chaque jour de lui-même, pour l'entretien de la machine. Il faut, non seulement, disons-nous, que l'enfant ne donne rien de son propre corps, qu'il prenne même sa ration au monde extérieur, mais encore qu'il tâche d'accaparer, d'emmagasiner le plus possible, d'éléments et d'aliments, dans le but d'augmenter sa force et sa résistance musculaire. En un mot, il doit donner à son Être des matériaux d'Entretien, de Croissance, de Génération, capables de subvenir à ses dépenses de force vive qui sont d'autant plus considérables qu'il est soumis à des exercices de force.

Nous attachons donc une grande importance à la question d'Entretien, aussi est-elle l'objet de soins minutieux à l'Institut Orthopédique.

* *
*

Ayant à notre disposition toutes les garanties possibles de réus-
site par l'installation en général de l'Institut, et du Pavillon de
Mécanothérapie et de Thalassothérapie en particulier, nous avons
entrepris courageusement l'œuvre de guérison des déviations du
rachis, malgré les mille difficultés qui surgissent encore. Et si
ces difficultés ne nous ont pas fait reculer, c'est que les résultats
que nous avons obtenus personnellement ailleurs, avec des installations beaucoup moins parfaites, sont un puissant encourage-
ment.

La scoliose, du reste, prise à temps, traitée vigoureusement
et rationnellement, est curable.

Mais n'oublions pas trois points importants :

1° Si elle se guérit, elle ne se guérit pas d'elle-même ;
2° Elle s'arrête rarement d'elle-même ;
3° On doit la redouter à tout âge, même chez les sujets à l'apparence la plus robuste.

Ces trois points doivent décider le dévouement du médecin et
le courage des parents. Que ceux-ci agissent au moins par crainte;
c'est le commencement de la sagesse. Il faut donc toujours soigner les déviations, il ne faut pas attendre. Plus l'enfant est jeune,
plus il y a de raison d'espérer une guérison absolue. Mais si le
malade est déjà un adulte, si le résultat doit être minime, on ne
doit pas abandonner l'espoir et tout au moins doit-on se rappeler
que la scoliose, par exemple, ne s'arrête pas habituellement seule.
Il faut donc la fixer au prix de n'importe quels sacrifices, sous
peine d'un pronostic fâcheux.

# CHAPITRE II

---

# Les déviations.

Il y a trois déviations de la colonne vertébrale : la *lordose*, la *cyphose* et la *scoliose*.

La *lordose* et la *cyphose* étant celles que l'on rencontre le moins, nous ne nous y attarderons pas, de crainte de dépasser les limites que nous nous sommes tracées. Nous insisterons davantage sur la *scoliose* ou déviation latérale.

# Lordose.

La lordose est une déviation du rachis dans le plan antéro-postérieur à convexité antérieure. Cette affection, heureusement assez rare, reconnaît plusieurs causes. Elle vient fréquemment de la paralysie infantile et frappe tous les muscles du dos et particulièrement ceux des gouttières vertébrales. Le rachis cède en arrière sous le poids de la tête et des épaules et l'attitude vicieuse se forme. Le rachitisme peut être également considéré comme un facteur important de cette maladie. Enfin, elle peut être secondaire à une flexion permanente de la cuisse sur le bassin comme dans la coxalgie ou la luxation congénitale du fémur ; en un mot, dans les affections de la hanche. Dans ce cas, il faudra supprimer le mal initial avant tout, guérir la coxalgie ou réduire la luxation. La déviation compensatrice se corrigera ensuite d'elle-même.

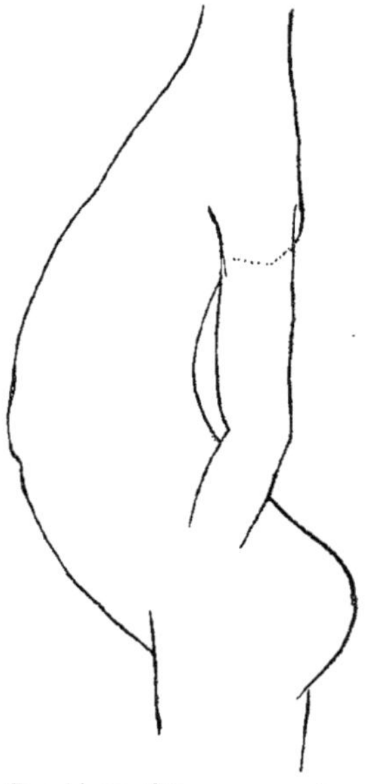

Graphique obtenu avec notre Scoliographe [Lordose].

Des lotions froides, des douches et des massages de tous les muscles du dos nous ont toujours été d'un concours précieux dans le traitement de la lordose.

Les manœuvres manuelles se bornent ici à peu de chose. Ce sont des tractions plus ou moins énergiques suivant l'âge, la résistance et la souplesse du malade ; ce sont encore des mouvements de flexion forcée en avant de la suspension, etc.

Nous recommandons aussi pour la nuit une extension et contre extension continue. La chose est fort simple, et ce sont, du reste, les parents qui organisent eux-mêmes le plus souvent cette extension.

L'enfant, dans le « decubitus dorsal » porte une mentonnière en toile qui le rattache à la tête du lit et une ceinture à la taille à laquelle sont attachés les poids qui servent à la contre extension, au moyen de bandes d'étoffe à la manière de jarretelles. Ces bandes de toile ou de mousseline passent sous les couvertures.

Les petits malades supportent toujours cette traction sans la moindre difficulté et dorment très bien. Du reste, en se servant, en guise de poids, de sacs de sable que l'on charge plus ou moins on peut graduer, autant qu'on le désire, l'énergie de l'extension. De cette façon, les muscles du dos contractés cèdent peu à peu sous l'influence de ces efforts constants. Cette position a, de plus, l'avantage de conserver en bonne attitude le corps et de l'empêcher de perdre pendant le sommeil, par des positions mauvaises, le bienfait des séances.

Les massages et la balnéothérapie appliqués suivant les cas fortifieront les muscles.

Mais le traitement de la lordose ainsi conduit exige l'aide constant des parents ou des gardes à qui les enfants sont confiés. Si l'on veut obtenir un résultat il faut seconder les efforts du médecin en suppléant à l'insuffisance des manœuvres mécaniques et manuelles par les soins que nous demandons en dehors des nôtres. Les muscles retrouveront alors la vie, la souplesse et la force.

# Cyphose.

La cyphose est également une déviation de la colonne vertébrale dans le sens antéro-postérieur, mais à convexité postérieure ; c'est ce qu'on appelle vulgairement « le dos rond ».

### La Cyphose et le Mal de Pott.

Nous croyons utile de donner ici aux parents le moyen sinon certain, du moins fort utile, de distinguer la cyphose proprement dite du Mal de Pott. Il y a, en effet, une certaine difficulté à faire ce diagnostic différentiel entre la cyphose, en temps que déviation simple du rachis sans affection profonde de l'organisme et la cyphose du Mal de Pott ou tuberculose des vertèbres.

Et si nous parlons diagnostic dans ce court exposé, c'est que la question est d'une grande importance. La cyphose tuberculeuse ou gibbosité pottique exige le repos absolu, tandis que la cyphose simple au contraire est susceptible de mouvements de mobilisation, de manœuvres mécaniques ou manuelles.

La cyphose pottique est presque toujours anguleuse, car la tuberculose n'atteint habituellement qu'une ou deux vertèbres. Quand elle en atteint davantage, le nombre, heureusement très-restreint de celles qui ont cédé, forme encore un angle aigu. On pourrait alors dire que l'enfant a le « dos pointu », tandis que dans la cyphose ordinaire, on dit qu'il a le « dos rond ».

Dans ce dernier cas, la courbe en effet est très longue, les vertèbres cervicales et dorsales participent presque toutes à former cette courbe et son sommet est amené si doucement qu'il ne forme plus une pointe, mais un dôme. La cyphose pottique est médiane et douloureuse, tandis que celle qui nous occupe plus particulièrement ici est souvent déviée latéralement parce que les vertèbres, en dehors de leur déviation en avant, ont subi un mouvement de torsion sur leur axe vertical. Elle n'est pas douloureuse. Et si l'on trouve de la douleur, il y a une intensité dans le cas de tuberculose qui n'existe pas dans l'autre cas.

Enfin le mal de Pott finit par un abcès par congestion si on l'abandonne à lui-même, ce qui n'arrive jamais dans la cyphose simple.

## Étiologie et Traitement.

*Etiologie*. — La cyphose reconnaît plusieurs origines.

Elle peut être une conséquence du rachitisme, de l'anémie. Une mauvaise attitude, par suite de cette faiblesse organique, devient fixe, tandis qu'elle n'était que passagère chez d'autres enfants bien portants. On en voit nombre qui, au moment d'une croissance exagérée, par suite d'une vie un peu trop fatigante, d'un sport trop vigoureusement suivi s'inclinent légèrement en avant. Les parents le remarquent bien, l'enfant a même toute la bonne volonté désirable, il tâche de se corriger de ce défaut. Mais il est lymphatique, il « est mou », selon l'expression consacrée ; et l'effort devant être trop violent, il y renonce, ne réagit pas et la cyphose se développe. L'enfant, du reste, n'a pas de muscles puissants, sa croissance l'a épuisé et il n'a pas la force de tenir la tête droite.

Voilà, le plus souvent, comment débutent les cyphoses ordinaires des jeunes gens. Elles n'ont pas de caractère de gravité.

Il y a aussi la cyphose professionnelle, celle des vignerons, par exemple. Elle se rencontre dans une catégorie de malades qui ne rentre guère sous l'égide des médecins. L'âge, la nécessité de continuer le métier qui est la cause de leur difformité rendent même le traitement dérisoire. Aussi c'est un genre de cyphose sur lequel nous n'insisterons pas.

Il reste la cyphose de compensation, secondaire à un mal de Pott dorsal, par exemple, ou à une lordose qui rétablit l'équilibre. Il n'y a évidemment pas de guérison possible avant la guérison absolue du mal de Pott ou de la déviation primitive.

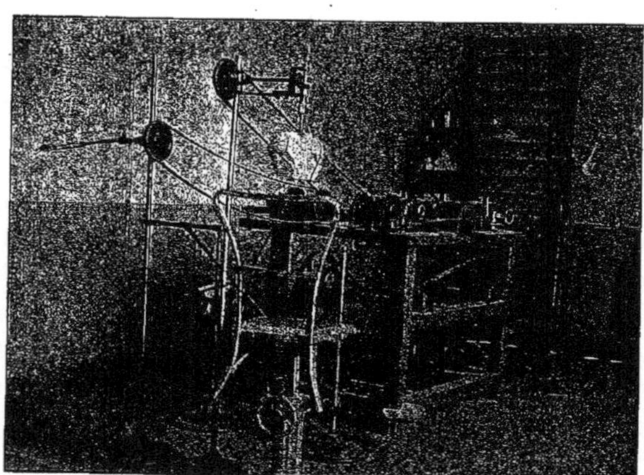

Arthromoteur du D<sup>r</sup> GALOT.

*Traitement.* — Les manœuvres qui constituent le traitement de la cyphose sont mécaniques ou manuelles.

Dans les manœuvres mécaniques nombreuses que nous faisons, nous citerons particulièrement celle qui est exécutée avec l'appareil nº 4 « l'arthromoteur du docteur Calot ». On adapte à l'une des tiges de l'appareil une sorte de fronteau relié à une roue dentée sur laquelle s'engrène une chaîne supportant un poids inerte plus ou moins lourd et qui remplace la force électrique motrice. La tête de l'enfant est sollicitée en avant par la pesanteur du poids. Pour réagir, l'enfant devra redresser la tête en faisant un mouvement actif qui mettra en jeu les muscles de la nuque, c'est-à-dire les muscles faibles de son être.

On pourrait encore atteindre le même but en plaçant devant le piano, le pupitre de travail, la table à ouvrage de l'enfant, une colonne surmontée d'une poulie, et contenant un poids relié à la tête du malade par un fronteau analogue à celui dont nous venons de parler.

Quant aux manœuvres manuelles, elles consistent en flexions de la tête en avant, tantôt avec résistance excentrique, c'est-à-dire de la part du malade, tantôt à résistance concentrique de la part du médecin.

Une échelle à laquelle l'enfant se maintient par les mains, est placée verticalement le long d'un mur. L'enfant s'en écarte le plus possible et fléchit la tête en avant. Le médecin, appuyant fortement la main sur la tête de l'enfant, oppose une résistance vigoureuse au redressement que le malade cherche à faire. Pour vaincre cette opposition, l'enfant devra se raidir, tendre les muscles de la nuque et les obliger à donner leur effort maximum.

Inversement, l'enfant raidissant la tête, le médecin le forcera à s'incliner faisant ainsi violence aux muscles de la nuque contractés.

Ce mouvement sera répété un certain nombre de fois.

Une autre manœuvre excellente est la suivante : L'enfant tient une barre de bois en arrière, les mains au dos. Le médecin, plaçant alors la main gauche sur la convexité cyphotique, saisit la barre de la main droite et l'attire à lui en repoussant le dos de l'enfant. Il développe ainsi d'abord les muscles de la poitrine, fortement distendus, sur lesquels il prend un point d'appui et repousse ensuite la gibbosité.

Le mouvement est évidemment fait avec plus ou moins de force suivant la résistance de l'enfant. Il est désagréable, mais nullement douloureux.

Nous n'insisterons pas davantage sur le traitement de la cyphose pour nous arrêter un peu à la question de la scoliose.

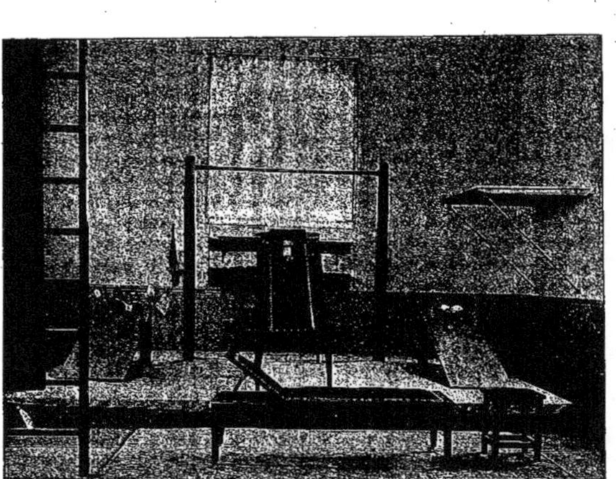

Nos plans inclinés.

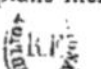

# Scoliose.

La scoliose est la troisième déviation de la colonne vertébrale. Si nous avons passé rapidement sur les autres c'est que nous voulions que ce petit manuel traitât surtout de la scoliose qui est, de beaucoup, la déviation la plus fréquente. Il faut aussi, pour comprendre notre traitement, qui découle naturellement des notions rationnelles que l'on doit avoir sur cette maladie, que l'on connaisse ces principes, au moins dans leurs grandes lignes.

*Traitement mixte.* — Nous avons eu, précédemment, l'occasion de dire que nos manœuvres de redressement étaient mixtes, nous voulons dire, par là, manuelles et mécaniques.

La Mécanothérapie (ou traitement par les appareils mécaniques), proprement dite, est susceptible de redresser une déviation quand elle est appliquée d'une façon intelligente, mais elle ne fortifie pas les muscles, autant que les manœuvres manuelles, et sans muscles, pas de fixation possible.

D'autre part, les manœuvres manuelles sont parfois insuffisantes, comme nous le verrons plus loin. C'est pourquoi nous avons associé ces deux moyens thérapeutiques.

Que l'on se représente la colonne vertébrale comme un arbre souple et parfaitement élastique ; cet arbre est maintenu vertical par la traction constante et symétrique de cordes situées de chaque côté d'elle. Remplacez les expressions disques par vertèbres, rondelles par disques intervertébraux et cordes par muscles des gouttières vertébrales, et vous avez une description médicalement exacte.

*Scoliose physiologique.* — On a souvent parlé d'une scoliose « *physiologique* », très légère il est vrai, mais posée néanmoins, comme indiscutable. Le plus souvent, à convexité tournée vers la droite, cette déviation normale, que l'on rencontre chez quelques adultes, est due, croyons-nous, à la prédominance des actions d'un bras. Elle est, en effet, plus marquée chez les uns que chez les autres, suivant que la profession est manuelle ou libérale.

Elle est à droite chez les droitiers et à gauche chez les gauchers. Moins accentuée chez les jeunes filles que chez les jeunes gens, on ne la rencontre pas dans le bas âge. Et cela se comprend sans difficulté, puisque les jeunes filles, astreintes à des travaux moins pénibles, utilisent moins l'énergie de leur bras droit, et que les tout jeunes enfants ne font encore aucun effort de ce membre. Cependant, chez certains adultes habitués à une vie de travail pénible et manuel, nous n'avons pas trouvé de déviation physiologique.

Elle ne serait donc pas une règle absolument générale, comme certains l'ont prétendu. Il était cependant de notre devoir de noter ici cette particularité. Et nous verrons plus loin qu'elle peut être d'une certaine importance, tout au moins, à titre de prédisposition, les scolioses droites *dorsales* sont plus fréquentes que les scolioses gauches. La scoliose est aussi plus fréquente chez les petites filles que chez les petits garçons, dans une proportion de 80 %.

Après l'énoncé de ces différentes raisons, il nous semble difficile d'admettre que cette scoliose physiologique soit produite par la pression de l'aorte sur le côté gauche de la colonne vertébrale déterminant ainsi une courbe à convexité droite. Ce dernier avis est celui de quelques-uns, mais n'est-ce pas une simple vue de l'esprit ?

---

## Comment se développe une Scoliose.

Il est intéressant de connaître maintenant comment naît une scoliose et pourquoi elle nous atteint. On a répondu à ces deux questions par une quantité de théories.

1° *Théorie.* — La première théorie sérieuse que nous rencontrons est la « théorie osseuse ». Par suite de troubles dans leur nutrition, les vertèbres et les disques intervertébraux fléchissent. Un des côtés de ces disques s'aplatit, et réduit la forme primitive de la vertèbre, qui est celle d'un disque épais, en celle d'un coin. Que quelques vertèbres subissent cette modification et il est évident que toute la colonne basculera. La scoliose est alors constituée.

2ᵉ *Théorie*. — La seconde théorie admet également que la scoliose vient d'un défaut de nutrition. Mais ici, ce n'est plus le système osseux qui est frappé le premier, mais bien l'appareil musculaire et ligamenteux, dont les désordres rappellent ceux que produit la paralysie. Cet appareil se relâche et la colonne vertébrale s'incline du côté de sa courbe physiologique.

3ᵉ *Théorie*. — Enfin la troisième théorie est la suivante :

La scoliose est, sans aucun doute, le produit d'un vice de nutrition. Les muscles des gouttières vertébrales et les ligaments périarticulaires suivent la marche de l'organisme en général. Etant aussi, dans un état d'infériorité, sans force et sans résistance, ils se laisseront entraîner par les premières influences extérieures venues. Que l'enfant donc, ait l'habitude de prendre une mauvaise position, soit en écrivant, soit en se livrant à certains jeux, à certains sports, sa mauvaise attitude, non plus corrigée par des muscles puissants, deviendra permanente et le côté musculaire le plus faible cédera le premier. Et si vous vous reportez à la comparaison de l'arbre souple, que j'ai exposée dans les lignes précédentes, vous comprendrez qu'un cordage mou et s'étirant facilement d'un côté, laissera vite cet arbre se pencher de l'autre. C'est le commencement de la scoliose. Rappelez-vous aussi que les vertèbres ne sont complètement ossifiées que vers 20-25 ans. Donc, qu'un rachitisme de l'enfance ou qu'un rachitisme tardif ait retardé ou mal dirigé la marche de l'ossification, qu'une des causes énoncées déjà, fasse incliner la scolio seet, peu à peu, la courbe s'accentuera ; la pression des vertèbres les unes sur les autres, surtout au niveau des angles qui se trouvent à l'intérieur de la concavité, deviendra plus énergique. Elle arrêtera la nutrition à l'endroit de ces pressions, et la vertèbre se taillera en biseau. La scoliose est devenue plus grave. Elle peut encore s'aggraver, car ces vertèbres usées, voisines l'une de l'autre, arrivent à se souder, et quand cette soudure, en forme d'arc, s'est formée, il est trop tard pour guérir ; il faut se contenter d'arrêter le mal, de l'empêcher d'aller plus loin. Ceci nous amène à dire que, dans la scoliose, on peut encore considérer des degrés dans un autre genre d'idées.

*Torsion des vertèbres.* — Au début, c'est une déviation latérale du rachis seulement. Les pièces de la colonne vertébrale s'inclinent progressivement dans un sens ou dans l'autre. Mais la vertèbre reste droite, quant à son axe antéro-postérieur. Il y a évidemment, dénivellation des omoplates et des hanches, sans courbes de compensation.

Plus tard, le corps de la vertèbre ne se contente plus de son mouvement d'inclinaison latérale. Il subit un mouvement de torsion sur son pédicule, tel, que la face antérieure de la vertèbre, au lieu de regarder devant elle, se tourne de côté, suivant un angle plus ou moins grand vers la convexité scoliotique. Les côtes qui s'insèrent sur les vertèbres, participent fatalement à ce mouvement et sont rejetées en arrière, du côté vers lequel la torsion s'est opérée. De là, la saillie costale, la saillie de l'omoplate qui repose sur les côtes, et l'attitude spéciale des malades qui, tout en marchant droit, semblent tourner le haut de leur corps, de côté. A cette période, les compensations existent déjà, c'est-à-dire que, pour rétablir l'équilibre, le rachis, coudé dans un sens, est forcé de se couder dans un autre, un peu plus bas ou un peu plus haut. On a alors la scoliose en S que tout le monde connaît et l'on avait, avant l'apparition des courbes de compensation, une scoliose en C.

* *<br>*   •

La cause première de la scoliose est l'anémie.

Nous avons déjà dit ce que nous pensons des mauvaises attitudes.

L'anémie, en effet, voilà la grande coupable, anémie générale sous toutes ses formes : neurasthénie, chlorose, lymphatisme, rachitisme... et, aussi, fatigue qui accompagne souvent la formation génésique de la femme. En un mot, tout défaut de l'assimilation de l'organisme.

La croisssance trop rapide des petits garçons, est aussi d'une grande influence sur la formation des déviations.

De tout ce que nous avons dit jusqu'ici de la scoliose, il ressort qu'elle est due à un affaiblissement général de l'organisme, et qu'elle se manifeste par une faiblesse musculaire localisée.

Donc, le seul traitement rationnel de cette maladie, ne peut être qu'un traitement double.

----

# Traitement.

Le traitement général de la scoliose agira sur l'organisme en fortifiant, d'abord, la constitution de l'être et en augmentant l'activité de ses fonctions.

De cette façon, le squelette et les muscles s'accroîtront régulièrement, ce qui est le résultat cherché par le traitement local.

L'amélioration générale sera l'indice le plus favorable et le plus précieux de l'amélioration locale.

Nous avons longuement parlé de l'alimentation — sujet qui trouverait bien sa place ici — nous renvoyons le lecteur au premier chapitre de ce manuel. C'est là qu'il faut prendre la façon certaine de remonter l'organisme.

*<br>* *

Quant au traitement local de la scoliose, proprement dite, nous nous y arrêterons un peu plus longuement.

Il consiste en des manœuvres manuelles et mécaniques qui modifieront les conditions de l'accroissement des pièces du rachis, au niveau des courbures, et favoriseront l'expansion musculaire et ligamenteuse dans le sens de la concavité. Il peut se résumer en quelques mots :

1° Tensions et extensions très légères du rachis avec pressions continues et mathématiques au niveau des saillies, soit dans le décubitus dorsal, soit dans la station debout, en suspension ;

2° Manœuvres manuelles et mécaniques qui, tout en opérant un redressement lent, doux et progressif, donneront aux muscles la force de conserver, pour l'avenir, le résultat obtenu par les tensions et pressions.

*Le traitement rationnel demande de la précision et de la persé-*

*vérance.* — Avant de préciser davantage nos manœuvres de redressement, tant manuelles que mécaniques, il faut que l'on sache et que l'on se persuade bien que le traitement de la scoliose demande une attention aussi grande que celle que l'on accorde à des Coxalgies, des Pieds Bots, des Maux de Pott. Aussi, si l'on veut obtenir un résultat sérieux, il faut une exactitude et une précision très grandes dans les mouvements ; il faut, de plus, que l'on ne se borne pas, comme nous l'avons déjà dit, aux mouvements qui sont faits dans notre salle.

C'est en ne quittant pas un seul instant les malades, qu'on peut espérer une guérison. Aussi, les enfants qui nous sont confiés, loin de leurs parents, sont-ils l'objet de soins minutieux de la part des sœurs ou des infirmières préposées à leur garde. Ce sont des médecins seuls qui exécutent les manœuvres pendant les séances, ce sont eux, également, qui ont la haute direction des repos de la journée.

## Manœuvres manuelles.

Les manœuvres manuelles sont actives ou passives. Il nous est impossible de donner ici, en détail, l'explication de chacune d'elles. Elles ont pour but de *redresser*, d'*assouplir* et de *fortifier* les muscles.

*Mouvements passifs.* — Par manœuvres passives, nous entendons celles où l'enfant est inerte et s'abandonne complètement entre nos mains. Nous n'en citerons qu'une comme exemple. C'est le mouvement de flexion latérale, dans le décubitus dorsal.

L'enfant, étendu sur une banquette quelconque, assez haute, est maintenu à l'appareil par les épaules, soit à l'aide d'une courroie, soit par la force d'un aide. Le médecin se place du côté de la convexité scoliotique, « cale » sa main, contre les apophyses épineuses du rachis de la convexité, et les repousse fortement, pour les mettre en concavité, tandis qu'avec les jambes, placées sous son bras droit et qu'il attire à lui, il augmente par cette flexion le mouvement de redressement, en exagérant le sens que prend déjà la colonne vertébrale, par la pression vigoureuse de la main gauche.

Sous la rubrique de « mouvements passifs », nous devons faire rentrer aussi tous ceux qui sont exécutés par les appareils mécaniques. Nous en parlerons un peu plus loin.

*Mouvements actifs*. — Parmi les manœuvres manuelles, il y en a qui exigent de la part de l'enfant, de la volonté et de l'énergie. Ce sont des mouvements actifs, et, parmi ceux-là, il faut ranger presque tous les mouvements d'assouplissement. Ces derniers consistent en suspension par les bras à une échelle horizontale, en flexions en avant dans la station debout, en longs mouvements respiratoires, en suspensions latérales à des espaliers doubles, etc... Ils sont bilatéraux. Car il faut que, par certaines manœuvres, nous obtenions qu'aucun muscle ne puisse se dérober aux contractions qui sont nécessaires pour réveiller l'énergie de de tous les groupes musculaires de la région. Il est un fait certain, qu'un mouvement, aussi limité qu'il soit, met fatalement en jeu un grand nombre de muscles voisins ou dépendant de celui qui obéit. D'autre part, les difformités et déviations, en changeant les distances naturelles des extrémités et des insertions des muscles, anéantissent, par le fait même, plus ou moins, la vitalité des organes qui leur correspondent. C'est pour cela que nous faisons toujours commencer nos séances par ces mouvements bilatéraux d'assouplissement qui déjouent les combinaisons instinctives des groupes musculaires et empêchent les attitudes mauvaises, qui menacent l'équilibre général du corps. Ils ont encore pour but d'allonger et de tirer en tous sens, d'une façon très douce, tous les muscles par lesquels nous agirons par les autres mouvements. C'est une sorte de préparation à laquelle nous attachons de l'importance, car nous avons comme principe qu'il ne faut jamais « brusquer » les muscles.

# Mouvements mécaniques.

Dans certains cas, nous avons besoin, pour le traitement des déviations, d'une force plus constante, plus précise ou plus grande qu'une force humaine. Il faut aussi souvent, chez de tous jeunes enfants principalement, suppléer à la bonne volonté, trop naissante du sujet, par une autre volonté. C'est dans ce double but que nous avons créé des appareils mécaniques. Les uns sont actionnés par un moteur électrique ; les autres, d'un mécanisme plus simple, ne servent qu'à placer, malgré lui, le malade dans une attitude voulue.

Tous ces appareils sont à nous, de nous et pour nous. C'est-à-dire qu'ils sont adaptés et créés uniquement pour le genre de maladies que nous soignons.

Il eût été bien plus facile de prendre et d'utiliser, pour nos malades, quelques-uns de ces appareils nombreux qui forment les collections ordinaires des salles de mécanothérapie. Mais, à l'exemple de quelques maîtres étrangers, nous avons préféré adapter des appareils à nos maladies, qu'adapter ces maladies aux appareils. Nous ne pouvons pas non plus ici donner l'explication de tous. Nous nous contenterons d'en indiquer deux ou trois. Nous renvoyons le lecteur à nos planches.

## Nos appareils.

Nous citerons d'abord l'arthromoteur du D\u02b3 Calot. Cet appareil a pour but de donner, sous un volume relativement restreint, la source de tous les mouvements possibles de flexion, d'oscillation, de rotation ou de circumduction.

*Arthromoteur.* — Il est utilisé surtout pour le traitement de la scoliose et aussi des ankyloses et raideurs articulaires. Une machine dynamo-électrique donne le mouvement à une série d'engrenages sur lesquels sont pris les différents mouvements. Des chaînes relient la « machine générateur » aux appareils sur lesquels sont fixés les membres.

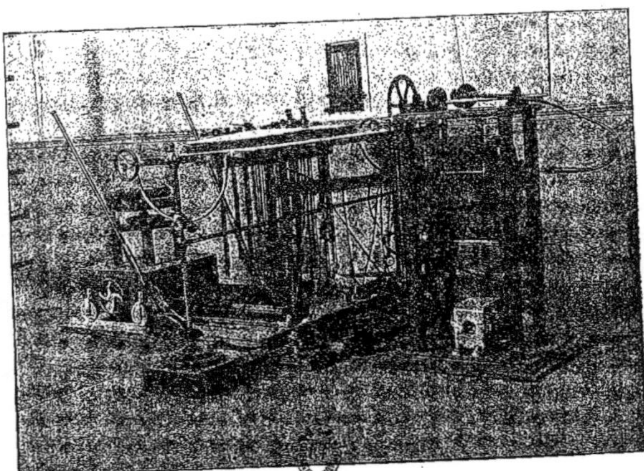

Amplificateur thoracique du D<sup>r</sup> CALOT.

Prenons, au hasard, un ou deux des mouvements que l'on peut obtenir.

Soit un mouvement de demi-rotation de la tête. Le malade est assis sur un tabouret (représenté sur nos photographies) que l'on peut mettre à la hauteur voulue. Une sorte de casque, en celluloïd, pouvant s'adapter très exactement à toutes les têtes grâce à un petit mécanisme spécial, emboîte la tête du malade. L'appareil est mis en action, et l'enfant est entraîné dans un mouvement de va et vient. Ce mouvement, comme tous les autres, du reste, peut être rendu aussi doux ou aussi violent que l'on veut. L'échelle d'amplitude va, en effet, de un degré à 180°.

Prenons un autre mouvement, si vous voulez, qui nous intéresse plus spécialement. Celui de circumduction du bras. Il est utilisé dans le traitement de la scoliose pour assouplir les muscles de l'omoplate la plus basse et la remonter. Le malade, debout contre un des poteaux commandés par l'appareil, saisit une poignée à rotation libre, il est entraîné dans un mouvement de circumduction, dont l'amplitude ne peut être changée et dont la vitesse, par conséquent l'énergie, peut varier à notre gré, puisque le moteur peut tourner à 30 tours à la seconde ou à 300. Il y a naturellement une graduation entre ces deux chiffres.

*Amplificateur thoracique.* — Un autre appareil mécanique, dont nous donnons également la gravure (voir ci-contre), est l'amplificateur thoracique du docteur Calot. Cet appareil est également mû par l'électricité. Il se compose essentiellement d'une table pouvant être inclinée, à n'importe quel degré, suivant le plan vertical. Sur cette table, de petites poulies et des engrenages, disposés en deux groupes symétriques, donnent le mouvement à des chaînes sans fin sur lesquelles sont adaptées des poignées. L'enfant est assis, devant cette table, sur un tabouret que l'on peut descendre, monter ou faire avancer sur des rails, à volonté. Il saisit les poignées, et est entraîné dans un mouvement, analogue à celui de la natation, qui lui distend la poitrine.

Nous faisons coïncider ces mouvements d'ampliation thoracique avec des mouvements respiratoires.

Ceci n'est pas particulier à la scoliose, et l'on doit le recommander à tous les enfants malingres.

Pour les déviations, on modifie l'appareil de la façon suivante :

L'enfant prend la même position devant l'instrument, il prend également les poignées, mais on a eu soin d'éloigner une des poulies, du côté de sa convexité dorsale. Il est fixé sur le tabouret que l'on décentre, du côté opposé. De cette façon, quand l'appareil est mis en marche, le malade exécute bien son mouvement d'ampliation thoracique, mais il est attiré d'une façon plus énergique du côté de sa convexité, d'autant plus qu'il aura été porté davantage dans l'autre sens, par le décentrement du siège. Ce mouvement donne l'ampliation thoracique, la traction de l'omoplate la plus basse et le redressement de la déviation.

*Plan à pressions.* — Sans nous attarder davantage, disons un mot, cependant, de l'appareil de « redressement à pressions latérales ».

Cet appareil, de notre invention, consiste en un plan incliné fixe, donnant un angle de 20 à 30°. Le malade est maintenu sur cet appareil, par une mentonnière et un petit appareil de suspension. La contre-extension est faite par des poids très-légers, attachés aux pieds par des courroies, glissant sur la gorge de deux poulies. Le décubitus dorsal étant ainsi parfaitement obtenu et toute mauvaise attitude étant rendue impossible, on place, sous le dos de l'enfant, par un mécanisme très-simple, un petit tampon, au niveau de la saillie de l'omoplate. Latéralement, et de chaque côté de l'appareil, sont fixées des tiges de cuivre sur lesquelles peuvent se mouvoir des glissières supportant des plaques modelées à la forme du corps et réglables à volonté. Une de ces plaques est appliquée sur le côté au niveau de la convexité dorsale, et l'autre, au niveau de la compensation lombaire, ou, dans les cas légers, au niveau de la hanche.

Donc, sur un rachis en extension et, par conséquent, déjà un peu redressé, nous opérons un redressement plus ou moins énergique suivant les cas, par l'application de ces plaques à opposition. Cet appareil, qui pourrait sembler une torture par cette description, est naturellement gradué selon la force, la souplesse et l'accoutumance du malade.

Nous avons aussi fabriqué des plans inclinés spéciaux et d'autres appareils, que nous passons sous silence, pour ne pas dépasser les limites que nous nous sommes tracées.

Cet exposé rapide de notre traitement peut donner néanmoins

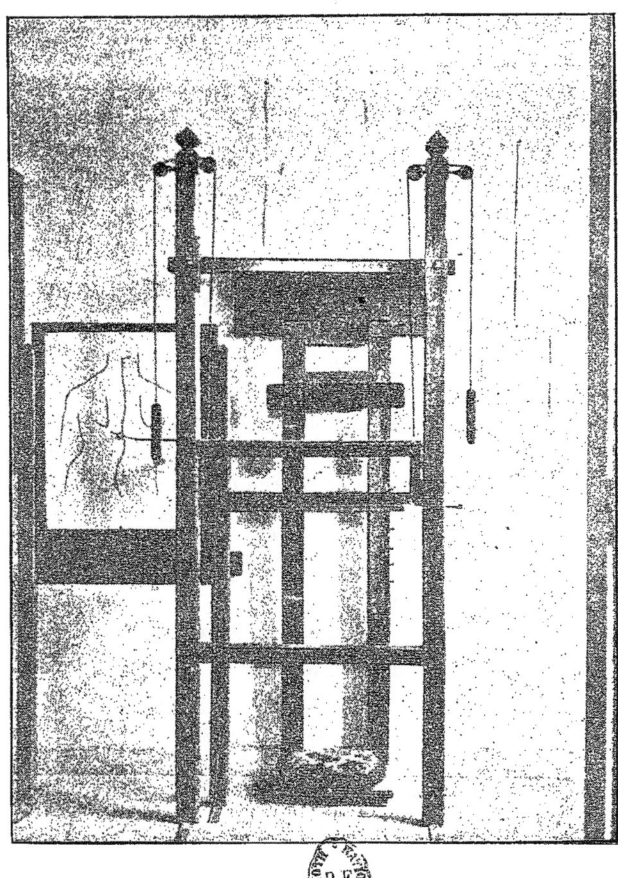

une idée de la méthode rationnelle que nous prétendons être la base de notre traitement.

*Scoliographe.* — Mais, en dehors du traitement proprement dit, il y a certaines obligations à remplir pour conduire intelligemment le traitement.

Quand un malade nous est présenté, il est mesuré, mensuré, pesé et le graphique de sa déviation est pris. Nous avons créé nous-même, à cette intention, notre scoliographe (dont nous donnons ci-joint la photographie). Le graphique est joint à l'observation du malade, qui passe tous les mois, et même davantage, au scoliographe.

Nous établissons pour chacun, une sorte de dossier qui permet de suivre, d'une façon visible et absolument rigoureuse, la marche du traitement.

# Corsets orthopédiques.

Nous devons, avant de terminer, dire un mot des corsets orthopédiques, qui sont portés par nos malades.

Il faut d'abord partir de ce principe, qu'un corset ne peut pas, à lui seul, amener le redressement. Les nôtres, fabriqués par des orthopédistes spéciaux et faits sur des moulages, que le Chirurgien en Chef de l'Institut, prend toujours lui-même, ne sauraient suffire pas plus que les autres, quoi qu'ils soient cependant mieux faits et mieux adaptés que n'importe quel autre.

Mais, s'ils ne redressent pas à eux seuls, les corsets maintiennent le redressement obtenu par d'autres moyens. Et c'est pour cette raison qu'ils sont indispensables à nos malades qui marchent quelques heures par jour. Aussi tous portent-ils de ces appareils prothétiques, et voici dans quelles conditions nous les faisons.

Au bout de quelques jours de traitement, lorsque le corps est assoupli, un moulage du tronc est fait.

L'orthopédiste, sur notre recommandation, fait les légères corrections qui peuvent être utiles.

Ces corsets sont construits en celluloïd (1), ou en cuir moulé, selon le désir des malades ou leurs besoins. Des armatures d'acier, finement nickelées, rendent ces corsets très rigides, bien que très légers et élégants. Si nos malades veulent bien s'astreindre à ne jamais quitter ces corsets, en dehors des séances de Mécanothérapie, ils arriveront à ne rien perdre de ce qu'ils auront gagné dans nos mains et auront mis toutes les chances de succès de leur côté.

En effet, si le corset ne redresse pas définitivement, parce

---

(1) C'est le D<sup>r</sup> CALOT, comme chacun sait, qui a fait, en France, les premiers *appareils en celluloïd*, et nous a donné une technique très simple pour leur fabrication.

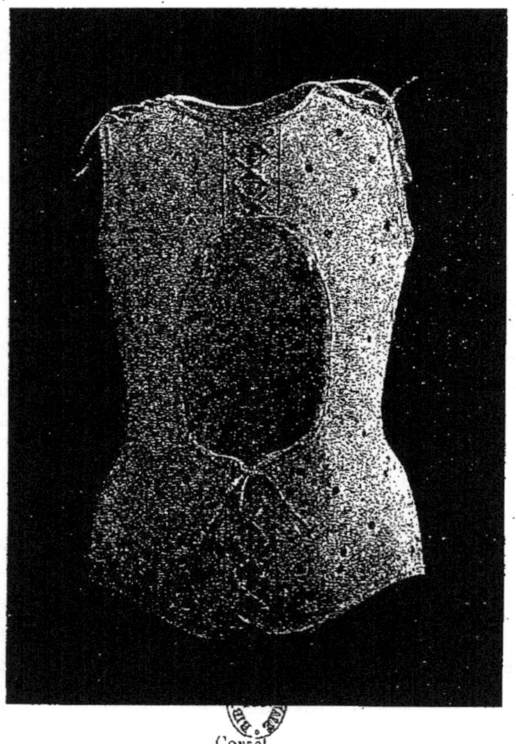

Corset.

qu'il ne crée pas de muscles, il maintient chaque jour le progrès de la journée, il empêche les attitudes vicieuses ; et, par les légères corrections que l'on apporte au moulage, il aide, d'une façon indiscutable, l'œuvre du médecin et, à ce titre, doit être considéré comme indispensable pour tous les malades qui ne sont pas soumis au repos continu dans le décubitus dorsal.

# Conclusion.

La scoliose et, en général, les déviations de la colonne vertébrale, sont curables quand elles sont prises à temps. Mais il ne faut pas attendre que « cela se voie », car l'habileté des couturières ou des tailleurs arrive à dissimuler longtemps ces déviations.

Il faut les soigner dès leur apparition et ne pas traiter de mauvaise tenue, une attitude pathologique, ni s'endormir d'un sommeil trompeur, avec la foi en l'avenir comme garantie. La scoliose ne guérit pas seule.

Elle ne rétrograde jamais. Elle se fixe rarement, et peut conduire à des désordres très sérieux. Il faut donc la soigner et surtout la soigner d'une façon rationnelle. C'est à cela que nous travaillons et c'est pour répondre à tous les besoins et combler tous les déficits que nous avons remarqués, dans les installations françaises ou étrangères, que nous avons créé à l'Institut orthopédique de Berck, une installation de Mécanothérapie et de Thalassothérapie qui répond, nous en avons la ferme conviction, à tous les desiderata que l'on nous a signalés ou que nous avons remarqués nous-mêmes dans le traitement de cette maladie, tel qu'on le fait presque partout ailleurs.

Berck-sur-Mer, le 1ᵉʳ juin 1903.

G. BIDOU.

IMPRIMERIE DE L'INSTITUT DE BIBLIOGRAPHIE.

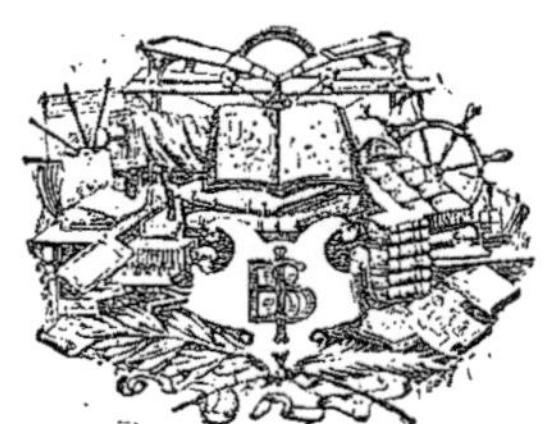

LE MANS (Sarthe)

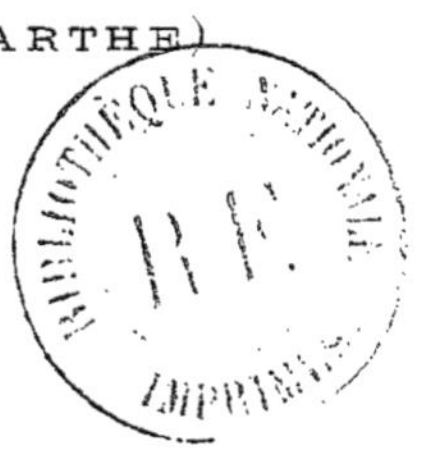

www.ingramcontent.com/pod-product-compliance
Ingram Content Group UK Ltd.
Pitfield, Milton Keynes, MK11 3LW, UK
UKHW021717130726
13696UKWH00004B/1874